AF467950

PNEUMONIE INFECTIEUSE

AVEC

COMPLICATIONS MULTIPLES

ET

TERMINAISON PAR INDURATION

PAR

Le Dr PAUL REYNIER

Chirurgien de Laborisière,
Président de la Société de médecine et chirurgie pratiques.

CLERMONT (OISE)
IMPRIMERIE DAIX FRÈRES
3, PLACE SAINT-ANDRÉ, 3

1895

PNEUMONIE INFECTIEUSE

AVEC

COMPLICATIONS MULTIPLES

ET

TERMINAISON PAR INDURATION

PAR

Le Dr PAUL REYNIER

Chirurgien de Laborisière,
Président de la Société de médecine et chirurgie pratiques.

CLERMONT (OISE)

IMPRIMERIE DAIX FRÈRES

3, PLACE SAINT-ANDRÉ, 3

1895

PNEUMONIE INFECTIEUSE

AVEC

COMPLICATIONS MULTIPLES ET TERMINAISON PAR INDURATION

PAR

Le Dʳ Paul REYNIER

Ayant eu ma pleine connaissance pendant toute la maladie, que j'ai faite en 1894, j'ai pu en suivre toutes les phases, les noter ou les faire noter par mon entourage ; et recueillir ainsi une observation très complète, qui permet d'étudier dans son ensemble des phénomènes infectieux à manifestations multiples, et assez rares, que je crois intéressant de vous relater. Le poumon ayant été primitivement pris, je donnerai comme titre à cette observation : histoire d'une pneumonie infectieuse, probablement grippale.

C'est à Rome qu'ont débuté les premiers accidents. J'y étais arrivé le 20 mars pour assister au Congrès de chirurgie internationale.

Les gens qui veulent après coup paraître connaître exactement la cause des choses, disent que j'étais très fatigué en partant. La vérité était que j'étais moins fatigué que les années précédentes à pareille époque. J'étais seulement dans cet état de léger surmenage, que nous éprouvons tous après un hiver de notre profession.

Arrivé à Rome, pendant une semaine je me reposais relativement, me couchant de bonne heure, et ne me fatiguant que comme un touriste, qui tout le temps en voiture, visite beaucoup de musées, et a une nourriture moins bonne dans les hôtels, que celle qu'il peut avoir chez lui.

Le 25 mars avant l'ouverture du Congrès je fis un voyage à Naples et à Sorrente. En revenant je fus pris à Castellamare d'un dérangement intestinal, dont je m'occupai peu, mais qui ne me quitta plus jusqu'au 5 avril époque où commença ma pneumonie.

Revenu à Rome, ce dérangement m'occasionnait quatre ou cinq selles liquides le matin ; le soir dans l'après-midi j'étais très tranquille. Avec du kola, du laudanum, ou du diascordium je modérais les selles. Je n'osais pas me purger de peur de m'arrêter dans mes occupations ; et espérant toujours me voir me remettre spontanément.

Toujours est-il que cette diarrhée me fatiguait et préparait le terrain à l'infection.

Le 4 avril je prenais, pressé de revenir à Paris, mon billet de chemin de fer, et je devais partir le 6 au soir.

Le 5 mars les membres du Congrès étaient convoqués à un lunch qui devait avoir lieu à midi dans les thermes de Caracalla, vastes ruines, situées dans un des quartiers les plus fièvreux de Rome.

Je me levai ce jour-là assez reposé. Mais j'eus encore dans la matinée deux selles liquides. Nous partions à 11 h. dans une victoria.

Il faisait une chaleur étouffante, et comme les routes de ce côté ne sont ni pavées ni entretenues, une poussière épaisse nous suffocait. A 500 mètres des thermes ne pouvant avancer, je crus devoir descendre de voiture et gagner à pied le lieu de rendez-vous.

Nous y arrivâmes à midi. Une foule immense se disputait les victuailles ; on était en pleine orgie. Voyant cette bataille, et peu charmé d'y prendre part, je me décidai à quitter les thermes, après toutefois être resté à causer sous un soleil brûlant avec quelques amis, et quelques membres de notre société, que je devais revoir un an seulement après à notre banquet.

Je regagnai ma voiture, et me fis conduire à un restaurant près de la via del Tritone où je demeurais. J'en quittai à 2 heures ; en sortant je me sentais mal à l'aise ; et fébricitant, je revins chez moi. Je mis le thermomètre ; j'avais 38.5. Pensant à un accès intermittent je pris à tout hasard un cachet de sulfate de quinine de 0,25 cent. Malheureusement la dose n'était pas assez forte. Je ne cesserai de répéter ici que quand on voyage on devrait toujours avoir avec soi du sulfate de quinine, et au moindre malaise prendre 50 centigrammes, au moins du premier coup.

Toujours est-il que vers 3 heures je me sentais mieux, et crus pouvoir, grosse imprudence dont je me repentis après, prendre une voiture découverte et aller visiter une église que je désirais connaître avant mon départ.

Pour y arriver nous dûmes suivre le Tibre et passer par un des quartiers les plus malsains de Rome. L'absence des boutiques si ce n'est des échoppes horribles dans ce quartier qui est le plus fréquenté, montre bien que les habitants craignent d'y séjourner.

Dans cette église il y avait des catacombes, que je visitai, toujours un peu malaise, cependant ne croyant pas avoir une température élevée.

Je revenais m'habiller à 6 heures du soir, et j'allais prendre mon dîner au restaurant. Là il me fut impossible de manger ; je rentrai chez moi, ayant cinq minutes de marche à faire. A peine au dehors, bien que marchant très vite pour ne pas prendre froid, je fus pris d'un frisson avec claquement de dent, qu'il me fut impossible d'arrêter. En arrivant le frisson avait disparu, et je me couchai.

Toute la nuit j'eus une fièvre très forte. Ayant mis le thermomètre je constatai 40.

J'étais oppressé, — mais à cause de la fièvre il n'y avait rien là d'extraordinaire.

Le matin en me réveillant je me mis à souper, et rendis deux crachats rouillés caractéristiques.

Ces crachats furent les seuls ; car je note ce fait curieux, j'eus une pneumonie qui se mit à évoluer *sans toux*, *sans crachats*. Ce ne fut que trois mois après que je me mis à tousser pour expectorer du pus, venant d'un abcès interlobaire.

Toujours est-il que ce crachat unique me fit porter le diagnostic, et que j'appelai mon ami le Dr Eug. Willemin, médecin de Vichy, qui assistait au Congrès.

Il confirma le diagnostic que j'avais porté et à partir de ce moment je rédige mon observation d'après les notes des Drs Villemin, Schlemner et le prof. Marchiafava, qui m'ont soigné, et qui ont jour par jour écrit mon observation.

Je suis heureux de leur témoigner ici publiquement ma reconnaissance pour les soins dévoués qu'ils m'ont prodigués. Au nom du Dr Marchiafava, un des cliniciens les plus éminents de l'Italie, j'ajouterai celui des prof. Potempski, et Rossoni, qui avec le Dr Marchiafava m'ont en pays étranger donné les preuves d'un dévouement que je n'oublierai jamais. C'est à leur science que je dois la vie, et je suis heureux de le proclamer.

Je ne saurais non plus assez remercier Mrs le Dr Caja, Marchesi et Zandotti qui pendant de longues nuits m'ont veillé, et par leur dévouement ont contribué puissamment à mon rétablissement.

5 *Avril*. — Début de la pneumonie par un frisson intense, point de côté à droite. La pneumonie débute à la partie supérieure du lobe inférieur.

6 *Avril*. —	Température.	Matin	38°6
	—	Soir	39°1
7 *Avril*. —	Température.	Matin	37°8
3e *jour*	—	Soir	38°5
8 *Avril*. —	Température.	Matin	38°6
4e *jour*	—	Soir	39°
9 *Avril*. —	Température.	Matin	38°
	—	Soir	39°8

La pneumonie s'étend dans la partie moyenne du lobe inférieur.
Respiration 40 à 45 à la minute. Pouls, 105.
Etat grave.

10 *Avril*. —	Température.	Matin	38°
6e *jour*	—	Soir	39°8
11 *Avril*. —	Température.	Matin	38°9
7e *jour*	—	Soir	39°6

12 *Avril*. — 8e *jour*. Dans la nuit du 8e jour je fus pris de dou-

leurs intenses comparables à celle d'un lumbago dans tous les muscles du dos, le grand dentelé, et la masse sacrolombaire. Ces douleurs m'empêchaient de respirer. Ayant eu antérieurement des attaques de lumbago, je crus en avoir une. Au fond c'était de la rachialgie, dont le professeur Marchiafava eut avec le Dr Willemin l'explication subitement : il s'était fait une extension de la pneumonie dans tout le lobe inférieur qui était pris en masse et dans la partie inférieure du lobe supérieur.

Sous l'influence des sinapismes le matin cette rachialgie disparut en partie.

Respiration précipitée, 45 à la minute.

13 *Avril.* — Température. Matin 38°9
9e *jour* — Soir 40°
14 *Avril.* — Température. Matin 39°5
10e *jour* — Soir 38°6
15 *Avril.* — Température. Matin 38°5
11e *jour* — Soir 39°

Chute de la température.

16 *Avril.* — Température. Matin 38°
12e *jour* — Soir 37°6
17 *Avril.* — Température. Matin 37°4

— Soir 37°4. — Début d'escarre sacrée.

18 *Avril.* — Température. Matin 37°4
— Soir 37°4

Râles sous-crépitants dans toute la région hépatisée.

Ce jour là le Dr Willemin, de Vichy, qui était resté près de moi, crut à la résolution et persuadé que j'étais en bonne voie me quitta pour retourner à Paris où ses affaires l'appelaient.

19 *Avril.* — Température. Matin 37°2
— Soir 37°6

Je commençais à me nourrir avec un peu de lait, et je me croyais sauvé. Le professeur Marchiafava cependant ne partageait pas mon optimisme. Il auscultait fréquemment mon cœur dont il trouvait les battements un peu faibles, et notant de nouveau, le 17, du souffle bronchique et une respiration fréquente, 40 à la minute, une température plus élevée, il demandait une consultation du professeur Rossoni, qui venait me voir le dimanche 22, à 10 heures du matin. Me croyant guéri et me sentant assez fort, je profitai de cette visite pour demander l'autorisation de me mettre sur une chaise percée pour rendre un lavement qu'on m'avait prescrit.

Je dois reconnaître que le professeur Marchiafava était peu partisan de ce lever. Craignait-il quelque chose du côté du cœur ! Plus tard il m'a dit en effet qu'il trouvait les battements faibles. Toutefois, sur mes instances, il céda, malheureusement pour moi.

A peine m'avait-il quitté que je me levais sans trop de faiblesse, quand j'eus rendu mon lavement, je remontai me mettre dans le lit. A ce moment je me sentis fatigué. Mais à peine étais-je dans le lit que je fus pris d'asphyxie et croyant à une embolie, je criai à ma femme de me faire une piqûre d'éther, qu'heureusement pour moi j'avais sur ma table de nuit.

Quelques instants après on m'apportait un ballon d'oxygène, et à partir de ce moment jusqu'au lendemain je ne cessai pas de respirer autrement qu'en respirant l'air de ces ballons. Un service régulier s'installa pour aller dans toutes les pharmacies chercher l'oxygène disponible dans Rome et je ne fus pas une minute sans en avoir à respirer. C'est à cela en grande partie que je dois la vie.

Presqu'immédiatement les professeurs Rossoni et Marchiafava accouraient et me faisaient des piqûres de caféine et d'éther. Quand ils arrivèrent j'étais déjà froid et cyanosé. Les membres étaient insensibles, je ne sentais pas les piqûres qu'on me faisait et on appliqua deux cataplasmes sinapisés, que je sentis si peu qu'on les oublia, et que ce ne fut que le lendemain qu'on les enleva. Heureusement que la nutrition n'était pas bien active, car cela fit à peine une action vésicante légère.

A 4 heures du soir le pouls radial se sentait à peine, était très filant et à 5 heures une paralysie de la paupière supérieure droite survenant avec diplopie me fit penser que je n'avais que pour quelques minutes à vivre, et que l'asphyxie allait envahir les cellules bulbaires.

C'était d'ailleurs l'idée de ceux qui m'environnaient, et qui devant le refroidissement et la cyanose du nez et des extrémités considéraient que tout espoir disparaissait.

A ce moment, j'eus pendant un 1/4 d'heure, non pas une syncope, mais un état cérébral tel, que je ne me souviens pas de ce qui s'est passé pendant cette demi-heure. Quand je revins à moi j'eus la sensation très nette que la vie me revenait. Rien ne traduisait ce mieux à l'extérieur ; car quand je l'exprimai, mes médecins ne le crurent pas. Cependant, à huit heures ils étaient obligés de constater que j'étais encore vivant et le lendemain matin à 7 heures, après toute une nuit passée à respirer de l'oxygène et à subir des injections de caféine et d'huile camphrée, le pouls étant revenu, et bien que très rapide, devenu comptable, ils annoncèrent enfin à mon entourage que tout danger immédiat était disparu.

A partir de ce moment jusqu'à mon départ de Rome je transcris les notes qu'a prises sur moi le Dr Schlemmer qui était venu me rejoindre à Rome et m'apporter les secours de sa science et de son amitié.

23 *Avril.* — Pouls 120 le matin.
Resp. 60.

Dans l'après-midi à 1 heure, réchauffement des extrémités et diminution de la cyanose.

R. 60. P. 118.

Le soir une selle demi-solide, puis une selle liquide.

24 *Avril.* (20e *jour.*)

Après une nuit très calme la respiration est plus régulière et moins superficielle.

Pendant le sommeil, R. 32.

Le malade a moins soif d'oxygène et peut s'en passer.

Pouls régulier, rythmé, suffisamment tendu et ample, oscillant entre 108-112. T. 38°1.

Le soir, injection de caféine, injection d'huile camphrée, gargarismes d'eau de Vichy. La langue noire et sèche nécessitait ces gargarismes.

Le café au lait du matin a amené un peu de dyspnée qui a cessé après la selle diarrhéique. La diaphorèse a été réduite à une proportion minime.

Coloration du visage très satisfaisant. Le nez n'est plus froid. Plusieurs sommeils calmes et naturels dans la journée.

R. 32. T, 37°8.

25 *Avril.* (21e *jour.*) — Nuit agitée, peut-être à cause de l'injection de caféine faite le soir pour ne pas interrompre le sommeil.

Phlyctènes aux mollets, amenés par des sinapismes qu'on a mis pendant la crise d'asystolie, que le malade n'a pas sentis et qu'on n'a enlevés que 48 heures après.

Dort la bouche close, se trouve très fatigué mais plus calme, conserve le décubitus sur le dos absolu, langue un peu moins sèche aux bords.

P. 110. R. 32-40. T. 37°6.

Urines claires sans albumine.

Auscultation qui n'avait pas été faite depuis le 22 avril ; de peur de bouger, le malade donne souffle du bas jusqu'en haut du poumon droit et en arrière, avec maximum au haut de la fosse sous-épineuse.

Râles crépitants mélangés surtout en bas et latéralement. A gauche quelques râles de congestion, mais avec respiration mieux perceptible et sans souffle. Tout à fait au sommet à droite, la respiration est bonne.

Injection de caféine.

Vers midi. P. 100. R. 25 pendant le sommeil vague dans les idées au moment du réveil.

Soir. — T. 38°1. R. 36. P. 106.

Une selle pâteuse.

Le Dr Marchiafava déclare la situation actuelle revenue à ce qu'elle était dimanche vers midi (avant la crise d'asystolie) et pense qu'à cette date il s'est fait une récidive sur place de la pneumonie, en sorte que la fièvre actuelle correspond à l'évolution de cette récidive pneumonique.

Il prescrit : de supprimer la caféine, de continuer la codéine en cas d'insomnie ; la quinine.

Six gouttes d'HCl. après chaque repas dans un peu d'eau, qui se composent de 4 jaunes d'œuf pris dans du thé, avec vin de Capri.

26 *avril* (22e *jour*). — Nuit plus calme, sommeil paisible avec réveils fréquents.

Toujours une selle diarrhéique le matin.

T. 38°5. P. 120, régulier. R. 30-36, plus brève, éveillé, plus fréquente, endormi. R. 24. Toujours pas de toux, ni de crachats.

Soir. — P. 120. R. 36. Aucune céphalalgie, idées très nettes.

A 6 heures, dyspnée brusquement. Pouls, devient à ce moment très rapide, incomptable, figure pâle, terreuse. Devant cette menace d'une nouvelle défaillance du cœur, le Dr Schlemmer, me fit une injection de caféine, de 0,50, centigrammes.

A 6 heures 1/2 la respiration tombait à 40 par minute, la coloration de la figure était moins plombée.

Le Dr Marchiafava conseille une injection d'huile camphrée.

A 8 heures, sudation copieuse, pouls plus fort, plus modéré.

A 10 heures, injection d'huile camphrée, une seringue.

A minuit, nouvelle injection d'huile camphrée.

A 3 heures, injection d'huile camphrée.

A 7 heures 1/2, injection d'huile camphrée.

27 *avril.* — Nuit a été relativement calme. T. 37°8. P. 110. R. 30. Très grande soif. D'ailleurs sécheresse de la langue recouverte d'un enduit fuligineux.

28 *avril.* — Nuit a été agitée à cause des sueurs profuses, qui s'établissent dès que le malade ferme les yeux.

Ces sueurs, qui coulent depuis le commencement de la maladie, ont pris des proportions très grandes, et deviennent une grande souffrance. Pendant le sommeil on est obligé d'éponger, et le lit est tout mouillé.

Ces sueurs devaient durer jusqu'à mon départ de Rome au mois de juin et avec la même intensité.

On ne peut toujours nourrir qu'avec des jaunes d'œuf, dans du thé, ou un peu de lait avec du thé, le lait pur donnant de la diarrhée, de la gelée de viande, et du jus de viande saignant, fortement exprimée après avoir été à peine saisie par le feu.

T. 38. R. 32. P. 116.

Auscultation. — A droite en arrière, matité absolue, souffle (non augmenté, mais non diminué). Absence de murmure respiratoire et de râles dans un bloc occupant presque tout le poumon, sauf ce qui est au niveau de la fosse sus-épineuse, et la partie tout à fait inférieure. Ce bloc d'hépatisation pénètre en profondeur vers l'avant, et occupe toute la région axillaire.

A gauche, moins de râles congestifs, respiration meilleure.

Donc le cœur, malgré sa fatigue, assure très convenablement le fonctionnement central rénal, et pulmonaire gauche, tant qu'une cause occasionnelle n'intervient pas pour provoquer des menaces de collapsus, évité hier par le repos intestinal.

Il ne paraît pas douteux que cette matité est due à un noyau de pneumonie. Car un épanchement pleural, une suppuration interlobaire donnerait (étant donnée l'étendue du silence respiratoire, et de la matité) un abaissement hépatique qui n'existe pas.

Traitement. Continuer l'huile camphrée en injection.

Nourriture. Eau albumineuse contre diarrhée, se nourrir d'œufs dans le thé, jus de viande.

A plusieurs reprises j'éprouvais des douleurs du côté gauche au niveau des injections diaphragmatiques. L'auscultation ne révélant rien, on pensa que c'étaient surtout des phénomènes de contracture musculaire, provoqués par les efforts de respiration. Contre ces douleurs on me conseilla du sirop d'éther avec teinture de valériane. Ce qui d'ailleurs réussissait.

29 *avril. Matin.* — T. 37°5. P. 112. R. 32. — *Soir* T. 37°9. P. 116. R. 30.

Le malade a supporté sans trop de fatigue un changement de linge qu'on n'avait pas osé lui faire depuis son attaque d'asystolie. Pendant ce changement on s'aperçoit qu'une eschare saine assez forte s'était formée, eschare dont il y avait eu d'ailleurs menace avant son attaque, par conséquent qui s'était formée vers le 16° jour de la maladie.

30 *avril.*— Nuit mauvaise à cause de deux selles diarrhéiques, et de sueurs profuses.

T. 37°4. P. 111. R. 32.

Changement de lit.

Soir. P. 120. R. 30. T. 37°9.

Dépôts pultacés très épais sur le voile du palais, la langue et les joues. Muguet. Gargarismes à l'eau de Vichy. Collutoire boraté.

1er *mai* (27e *jour*). — Nuit calme, beaucoup moins de sueurs. T. 37°2. P. 108. R. 28.

L'eschare présente une circonférence plus aplatie, mieux délimitée. A la périphérie il y a moins de rougeur.

Auscultation. Souffle moins fort, surtout localisé en dehors. La zone hépatisée se circonscrit peut-être un peu. La respiration a gagné une bande de 3 à 4 cm. de large autour du foyer primitif, très peu de râles de retour.

Selles diarrhéiques. Elixir parégorique.

Continuation des injections d'huile camphrée.

Soir. — T. 38°5. R. 30. P. 108.

La fièvre doit être due à l'eschare ou à la pharyngite. Il y a tendance à de la lymphangite autour de l'eschare.

2 *mai.* — De nouveau le muguet, qui avait diminué hier reparaît. T. 37°4. P. 104. R. 30. — *Soir.* T. 38°6. R. 30. P. 108.

3 *mai* (29e *jour*). — Facies meilleur ; T. 37°5. P. 106. R. 30.

Dans la journée selle diarrhéique, en essuyant on s'aperçoit qu'en pressant sur l'eschare il s'écoule un peu de pus ichoreux. Les Dr Marchiafava et Schlemmer jugeant une intervention opportune font venir le Dr Potemspki qui séance tenante, incise l'eschare, et met à jour un clapier sous l'eschare contenant un verre à vin de Bordeaux de pus ichoreux, avec décollement se prolongeant sous la fesse gauche.

Malgré sa grande faiblesse le malade supporte bien cette opération.

Soir. — T. 38°2. P. 116. R. 38.

4 *mai.* (30e *jour*). — Après une nuit agitée à cause des sueurs T. 36°9. P. 112. R. 26.

Pas de selles.

Sulfate de quinine, 2 cachets de 25 cent.

5 *mai.* — Nuit bonne, facies reposé. T. 37°2. P. 108. R. 26.

Auscultation : Matité notablement diminuée d'étendue, surtout vers le haut souffle considérablement adouci.

La température s'élevant à midi à 37.8 on refait le pansement. Plaie pas irritée, suppurante, les eschares commencent à se détacher.

6 *mai.* — Nuit toujours très agitée à cause des sueurs profuses. T. 37°2. P. 108. R. 30. Plaie continue à bien aller.

7 *mai.* — R. 26 T. 37°3, P. 108. Toujours sueurs, selle diarrhéique.

8 *mai.*— Nuit bonne, surtout grande faiblesse. On insiste sur le besoin d'alcool. Malheureusement l'état de la bouche empêche le malade de boire du vin qui lui paraît mauvais. On lui donne du cognac dans du thé.

9 *mai* et 10 *mai.* — Plus de fièvre. T. 37. Journée et nuit assez calmes. Douleur dans le mollet droit. Menace de phlébite qui est comprimée le lendemain, tout le trajet de la veine saphène se prenant. Pansement. Chlorhydrate d'ammoniaque.

11 *mai.*— On essaie de donner un peu de poulet haché, qui paraît bien passé. Cependant par moment arrêt de la respiration avec douleur dans le côté gauche, au niveau du diaphragme ou de l'angle du colon transverse et descendant.

12 *mai.* — Bonne nuit. Nourriture poulet. A la suite douleur dans le côté gauche, s'accentuant quand pour le pansement, on le retourne sur le côté droit.

Spasmes respiratoires. Par moment le malade fait un soupir, et reste pendant quelques secondes en état d'apnée douloureuse.

13 *mai.* — Nuit agitée à cause des sueurs, et de la souffrance que provoque l'eschare, sur laquelle le malade est couché, des coussins en caoutchouc ne soulagent qu'imparfaitement.

14 *mai*. — Douleur persistante dans le côté gauche qu'on pense être due soit à de la pleurodynie, soit à des gaz dans le colon. Nourriture, un peu de filet de bœuf.

14 *mai*. — La douleur du côté gauche s'est accentuée et empêche le malade de dormir. Il essaie inutilement de rendre des gaz. Le lendemain le ventre est dur, tympanisé. Cataplasme. On donne inutilement un lavement qui ne ramène rien.

Soir. — Le ventre s'est tympanisé de plus en plus. Il est fortement ballonné, et quand à six heures le Dr Potempski vient faire sa visite il trouve le malade ayant un vomissement bilieux, n'ayant pas rendu de gaz depuis 24 heures. Le pouls est très rapide, et très faible. Respiration 46, membres refroidis, et léger état cyanosé de la figure.

Devant cet état le professeur Potemspki ne pense pas devoir faire le pansement, et prévient le Dr Marchiafava, avec lequel une fois arrivé il décide de donner un lavement d'un litre d'infusion de camomille, dans lequel on mettra deux cuillerées d'alcool camphré.

En même temps on fait une piqûre de caféine.

Le lavement ne ramène aucune matière ni gaz. Un second lavement est donné après le premier. Il est rendu avec quelques gaz.

Dans la nuit deux vomissements de bile.

15 *mai*. — Après une nuit très agitée, dans laquelle le malade s'est plaint de douleurs du ventre, et a souffert de sueurs profuses, il éprouve à la suite d'un lavement de camomille et d'alcool, qui a ramené des gaz, un léger mieux.

Pas de fièvre. Ses membres se sont réchauffés. Il n'y a pas de cyanose de la face. Le pouls donne 110 pulsations. Il est faible, mais il n'est plus filant. Respiration 36.

La transpiration s'est arrêtée depuis 4 heures du matin.

On essaie de donner par cuillerées à café de quart d'heure en quart d'heure du thé contenant un quart de lait. Ces cuillerées sont bien digérées.

4 injections d'huile camphrée dans la journée.

Le soir le ventre est moins dur, et moins ballonné.

16 *mai*. — Bonne nuit. Pas de transpiration. T. 36°8 au réveil. A midi 38, P. 110. R. 30 soir. Pansement, plaie a bon aspect, s'est détergée. Visage meilleur. Dans la journée thé au lait, grog, et thé avec un jaune d'œuf. Le soir une pilule de cascara.

17 *mai*. — Nuit agitée, un peu de vague dans les idées, quand le malade se réveille.

Quelques gaz sont rendus avec difficulté. Douleur provoquée par le décubitus sur l'eschare.

18 *mai*. — Nuit agitée. Le matin grande faiblesse. Le malade ne remue ni les bras ni les jambes. Pour lui faire changer les mains de place on est obligé de les soulever.

Garde-robe abondante. On continue les injections d'huile camphrée 3 ou 4 dans les 24 heures.

19 *mai.* — Nuit très fatigante à cause de la douleur provoquée par l'eschare, et par l'abondance de la transpiration : forte garde-robe liquide. Nourriture jus de viande, gelée de viande, thé à l'œuf.

Soir. — Pouls faible. R. 40. T. 37°5

20. Meilleure journée, pouls plus fort.

21. Rien à noter de spécial.

22. T. 37. R. 25. P. 106. Augmentation de la nourriture, toutefois toujours avec jaune d'œuf dans le thé, thé au lait, gelées de viande, et jus.

Dans la journée plusieurs fois spasme respiratoire, commençant par une sorte de hoquet ! Il semble au malade que les muscles expirateurs se contracturent, il lui est impossible de rétablir le rythme de respiration, l'inspiration à certains moments ne succédant pas aussi vite qu'à l'état normal à l'expiration.

Ces spasmes se reproduisent pendant une dizaine de jours. Le sirop d'éther avec la teinture de valériane les apaisait.

24 *mai.* — On essaie un filet de sole. Depuis le 13 mai, jour où on avait donné du filet de bœuf, qui avait été suivi de cette crise de tympanisme, on n'avait pas osé remplacer ces liquides par les solides.

25 *mai.* — Nuit assez tranquille, mais toujours transpiration abondante, et au réveil un peu de vague dans les idées.

Le matin on donne une cuillerée de jus de viande gâtée ; à la suite dans la journée, un peu de diarrhée.

A ce propos, je fais remarquer comme il est difficile d'être sûr du jus de viande dans un pays chaud, malgré toutes les précautions le jus se gâte facilement, et on risque ainsi d'introduire dans l'économie des toxines.

Du 24 *mai* au 30 *mai.* — Je ne vois rien à noter. Toujours de la faiblesse, toujours de la transpiration abondante, et alimentation difficile. Une fois par jour on donne un peu de poisson.

Le muguet persiste malgré les lavages à l'eau de Vichy.

Le 30 *mai.*—Arrivée de mon beau-père le Dr Hérard à Rome. Depuis huit jours devant le peu de progrès que je faisais, j'avais été pris de nostalgie, et de l'idée fixe de me faire ramener à Paris, et de revoir mes enfants.

A cause de ma faiblesse, le Dr Marchiafava n'osait se décider à permettre le départ. C'est alors que M. Hérard se décida, devant le chagrin que j'éprouvais, à venir à Rome pour me ramener.

31 *mai.* — Ce fut le 31 mai, à huit heures du soir que je partis de Rome.

Je transcris textuellement la note que le Dr Marchiafava remit ce jour là à mon beau-père, et qui montre dans quel état je me trouvais.

« Du côté du poumon droit, matité absolue dans les 2/3 inférieurs,

Matité sous-axillaire, son tympanique en avant, dans la région sous-claviculaire. »

A l'auscultation. Souffle à la partie supérieure et latérale du lobe inférieur droit. Quelques râles sous-crépitants à la partie inférieure. Aucun signe d'épanchement. Etat normal du poumon gauche.

Etat général.— Mouvements des jambes difficiles, et douloureux à cause de l'eschare, à cause de l'atrophie musculaire considérable. Les muscles de la cuisse paraissent avoir presque disparu, et la peau est plaquée sur les os.

L'eschare est détergée. La plaie est bonne, bien qu'un peu grisâtre, malgré l'iodoforme. Elle est large comme une soucoupe.

Le muguet se reforme toujours avec facilité. La langue est humide.

Resp. 25. Pouls pas trop faible 110, rythmique. Transpiration toujours abondante.

Comme traitement. Continuer les injections de caféine, d'huile camphrée.

Et toujours la même alimentation, n'essayer qu'avec prudence de l'alimentation solide. Le Dr Marchiafava ajoute :

« D'après la marche de la maladie, et l'état actuel » il est évident que le Dr P. Reynier, a eu une pneumonie très infectieuse, qui aboutit à l'induration du poumon, et qui a été suivie d'une grande faiblesse du système nerveux et du cœur. Quant au pronostic, la guérison est possible, à moins de complications ; mais on peut craindre qu'il ne survienne un état cachectique, ou une infection nouvelle. »

On me transporta sur mon matelas, porté d'abord à bras, puis mis sur une sorte de baquet roulant, jusqu'au chemin de fer, où dans un lit-salon on me déposa sur un véritable lit, qu'on m'avait préparé.

Le voyage se fit mieux qu'on ne pouvait l'espérer. Toutefois un incident est à noter, qui aurait pu avoir des conséquences sérieuses. Par le fait des trépidations du chemin de fer, il me fut impossible d'uriner de Rome à Turin, c'est-à-dire de 8 heures du soir à 1 heure de l'après-midi. Quand j'arrivai dans cette ville, profitant d'une heure d'arrêt, j'envoyai chercher une sonde aux abords de la gare. Pendant qu'on était parti à la recherche de cette sonde, j'essayai de nouveau d'uriner. Au bout de 10 minutes d'effort, je réussis à vider ma vessie, ce que dans plusieurs tentatives antérieures au moment des différents arrêts du train, je n'avais pas pu faire, à cause du temps trop court de chacun de ces arrêts. Sauf un peu de fatigue, se traduisant la seconde nuit du voyage par des transpirations abondantes, et un peu de dépression du pouls, qui nécessita une piqûre de caféine, j'arrivai ensuite sans encombre à la gare de la rue de Rome, d'où sur un brancard je fus transporté à mon domicile.

4 *juin.* — Arrivé le 2 juin, le 4 juin j'essayais de prendre des œufs brouillés et du poisson, qui passèrent bien.

A partir de ce jour, la nourriture devint chaque jour plus copieuse.

6 *juin.* — Mes transpirations avaient très diminué sous l'influence de la nourriture, des lavages à l'eau de Vichy, le muguet avait presque également disparu, mais deux nouvelles complications surviennent à ce moment.

Je fus pris de balanite à forme pseudo-membraneuse très bizarre. Le gland, le prépuce étaient recouverts de plaques épaisses comme une feuille de papier, qui, lorsqu'on les enlevait, découvraient une muqueuse ulcérée et saignante. Ces plaques recouvraient le méat, et m'empêchaient d'uriner. Pour pouvoir y arriver, il fallait que mon ami le Dr Deroche me les enlevât avec une pince, et cocaïnisa la surface ulcérée pour éviter la cuisson provoquée par l'urine.

Quelle était la nature de cette balanite ? Elle rappelait un peu la balanite des vieillards paraplégiques, que le Dr Hérard a décrite et qui est provoquée par l'incontinence d'urine. Toutefois d'après le Dr Hérard qui me voyait, les plaques pseudo-membraneuses étaient beaucoup plus épaisses, et que celles qu'il avait vues. Le Dr Guyon que je consultai, ne se prononça pas non plus sur la nature de cette inflammation bizarre, et me conseilla les lavages avec l'acide salicylique, et l'acide borique. Pendant huit jours, cette balanite dura, et ne disparut qu'au bout de 12 jours.

L'examen bactériologique de ces plaques, fait par mon interne M. Marie, ne montra que des staphylocoques, et les microbes vulgaires de la suppuration.

Toutefois en réfléchissant à cette banalite pseudo-membraneuse bizarre, et insolite, j'ai depuis regretté qu'on n'ait pas recherché l'oïdium. C'est le Dr Duguet à qui j'en ai parlé, qui me fait faire cette réflexion. Il pense que j'ai eu là du muguet du gland ; il me signalait des cas où il avait vu l'oïdum déterminer des véritables plaques dans la bouche analogues à celles que je lui décrivais. Et ce diagnostic rétro-actif m'a paru d'autant plus plausible qu'alors ayant du muquet buccal, j'ai pu m'inoculer le gland.

J'engage donc mes confrères, si jamais ils sont en présence de pareil accident de faire la recherche de l'oïdium, auquel je regrette de n'avoir pas songé à ce moment-là.

En même temps dans le nez se formaient d'autres lésions aussi curieuses, qui peut-être tenaient à la même cause.

Pendant toute ma maladie, respirant par la bouche, n'ayant pas la force de me moucher, j'étais resté trois mois le nez sec. De temps en temps je retirais des croûtes très dures.

Ces croûtes à mon arrivée à Paris, prirent des proportions insolites ; elles obstruaient les fosses nasales, et empêchaient complètement la respiration nasale.

Je dus faire des lavages boriqués, qui détachèrent des croûtes épaisses, ayant l'aspect de croûtes qu'on voit dans le rhinosclérome ; ces croûtes se reformaient avec une très grande rapidité, et je dus pendant plus de trois mois continuer ces lavages du nez journaliers.

Au bout de 10 jours, le Dr Castex qui m'examinait, constata une perforation de la cloison, à quelques millimètres de l'orifice antérieur. Cette perforation je l'ai encore et l'aurai toujours.

Les croûtes que j'avais, indiquaient la formation de cette perforation, qui a été due soit à une infection nasale par les microbes que je portais en moi à ce moment, soit à un trouble trophique datant de cette crise d'asystolie, où pendant douze heures, j'eus le nez froid, cyanosé, par conséquent dépourvu de circulation.

10 *juin*. — Depuis quelques jours sans cause, n'ayant pas eu de refroidissement, j'avais le soir vers 5 heures, une élévation de température et des petits frissons, que je mettais sur le compte de la suppuration de ma plaie sacrée.

Cependant depuis deux jours, j'étais pris à certains moments de toux sèche. Le 10 juin, cette toux devint incessante, et très fatiguante. Dans la nuit, je fus réveillé vers minuit par des accès de toux convulsive, qui au bout d'une heure furent suivis de crachements de pus. Je remplis presqu'un bol dans la nuit.

Ce crachement de pus inopiné précédé de cette toux firent penser à mes confrères que j'avais eu une vomique.

Cette expectoration continua pendant quelques jours très abondante, puis diminua. Toutefois ce ne fut qu'en septembre qu'ils cessèrent pendant quelques jours, pour reprendre et durer jusqu'au mois de décembre,

L'examen bactériologique en fut fait à plusieurs reprises par le Dr Charrin, et ensuite le Dr Papillon.

Je transcris ici la note que remit le dernier bactériologiste.

Examen des crachats.

Liquide purulent, fluide, assez homogène, rappelant par son aspect et sa consistance le liquide de vomique.

L'examen des lamelles de ce liquide a montré les détails suivants :

Histologiquement, il est constitué par une sérosité granuleuse tenant en suspension de nombreux leucocytes. Comme éléments épithéliaux on ne trouve que des cellules plates de l'épithélium buccal et pas en très grand nombre. Il n'y a pas de fibres élastiques ni d'éléments conjonctifs reconnaissables au microscope ; pas d'éléments épithéliaux cylindriques. On voit d'assez nombreux filaments de nature probablement fibrineuse. D'après ces caractères, ce liquide semble être du pus véritable qui s'est mêlé au passage dans les voies digestives supérieures, avec des cellules de desquamation buccale.

Bactériologiquement, les procédés de coloration spéciaux n'ont pas démontré de bacilles de Koch.

Par les procédés de coloration usuelle, on trouve presque exclusivement des pneumocoques encapsulés extrêmement nombreux. La plupart sont libres dans la sérosité, isolés ou formant parfois de courtes chaînettes. Quelques-uns sont nettement renfermés dans des globules blancs. D'autres enfin sont agglomérés en assez grand nombre et semblent être noyés dans une matière gélatineuse formant de véritables zooglies.

Dans ce dernier cas, leurs dimensions sont assez variables, beaucoup se colorent difficilement, ce qui semble indiquer une diminution de vitalité.

Les autres formes microbiennes sont peu nombreuses. Il n'y a pas de streptocoques. On trouve des amas de bacilles ou de coccus, quelques bâtonnets isolés, quelques longs filaments de lepthothrix. Ces différents viennent, pour la plupart, de la bouche comme l'indique leur siège à côté ou dans l'intérieur des cellules épithéliales buccales.

En résumé, les crachats examinés semblent être un liquide de suppuration pneumococcique probablement pure. Cependant une réserve doit être faite pour l'association d'autres microbes (staphylocoques ou bactéries saprogènes). — L'examen direct du liquide et les conditions dans lesquelles il a été recueilli ne permettant pas de trancher cette question.

Dr H. Papillon,

Chef du laboratoire de Beaujon.

20 *juin*. — Le prof. Potain vient me voir, la balanite était guérie. L'alimentation se faisait de mieux en mieux. Les transpirations avaient cessé. La plaie sacrée diminuait, je n'avais plus que cette expectoration purulente et ces accidents du côté du nez dont je viens de parler.

Le Dr Potain avec le Dr Hérard et le Dr Deroche après auscultation, constatèrent que la matité du poumon droit dans les deux tiers inférieurs, persistait absolue, plus prononcée encore dans la région sous-axillaire. A ce niveau il y avait absence de murmure respiratoire, on entendait en bas autour du bloc hépatisé quelques râles sous-crépitants.

Tout en admettant le diagnostic d'une vomique, il fut impossible à ces médecins de localiser le siège de la collection purulente, et ils furent d'accord toutefois pour admettre que je devais avoir un abcès pleural interlobaire, qui se vidait.

1er *Juillet*. — Départ pour la campagne. Depuis huit jours on me mettait sur une chaise longue. Mais il m'était impossible de me dresser et de me tenir debout.

On me transporta étendu dans un landau.

25 *Juillet.* — J'essaie de me tenir debout.

L'appétit revient, ainsi que les forces. Expectoration purulente moins abondante mais continuant la nuit, dans le jour je restais sans tousser, ni cracher; à peine avais-je la tête sur l'oreiller que je me mettais à tousser; et après quelques accès de toux convulsive j'expectorais jusqu'au matin. Les nuits, par suite, étaient très pénibles, et je n'avais un sommeil que très entrecoupé de réveils.

1er *août.* — Je commence à faire quelques pas, mais soutenu par un bras. Il m'est impossible de lever les jambes.

C'est à ce moment que je m'aperçus d'un phénomène qui devint de plus en plus marqué au fur et à mesure que je me levais.

Dès que je me mettais debout, toute la partie inférieure du corps au-dessous de l'ombilic, par suite les deux jambes, celle qui avait eu de la phlébite, comme celle qui n'avait rien eu, devenaient violettes. Dès que je reprenais la position horizontale la peau reprenait sa coloration normale. Ces troubles vasomoteurs devaient durer très longtemps, car au mois de janvier moins accusés, ils persistaient encore.

15 *août.* — J'ai la joie de voir M. le Dr Marchiafava de passage à Paris. Il m'ausculte, et trouve toujours la même matité, toujours cette absence de bruit respiratoire, et les quelques râles de la partie inférieure. D'ailleurs les Drs Deroche et Hérard qui m'auscultaient souvent, ne trouvaient généralement presqu'aucun progrès à l'auscultation.

Cependant, mon atrophie musculaire avait diminué. Mes muscles apparaissaient, et à ce moment je pouvais faire quelques pas sans le secours de personne.

25 *août.* — Depuis quelques jours j'éprouve dans la vue des troubles bizarres.

Il m'est impossible de lire; je vois nettement les premières lettres de la ligne, mais la fin de la ligne se trouble; quand je veux dessiner, il m'est impossible de le faire, la ligne commencée je ne vois plus la fin de mon trait. Avec des verres faibles de presbyte j'essaie inutilement de corriger ce trouble d'accommodation. Je ne peux pas mieux lire, et de plus je détermine avec les verres des douleurs périorbitaires. Il me faut renoncer à lire.

Ce trouble bizarre devait durer pendant plus d'un mois. Evidemment j'ai eu là des accidents pareils à ceux qu'on a notés à la suite de la grippe. Ce qu'il y a d'intéressant à noter, c'est l'apparition tardive de ces accidents en pleine convalescence, car jusque là, depuis le 10 juillet, j'avais pu lire tous les jours le journal, sans être gêné.

30 *août.* — Les troubles du côté de la vue étaient le prélude d'autres accidents de même ordre et paraissant se lier à des névrites périphériques ou tout au moins à des troubles du système nerveux. Je fus pris à cette époque de troubles de sensibilité dans les

mains, qui présentaient sur certains points de l'anesthésie et de l'hyperesthésie. Tout ce que je touchais me produisait des fourmillements. Rien ne m'était aussi pénible que de me laver les mains. Cela me donnait la sensation d'une friction avec une brosse de crins. En même temps j'éprouvais des douleurs dans certaines jointures, les poignets, les articulations des doigts, le cou-de-pied. Il me semblait qu'on me serrait dans un étau. Ces douleurs étaient surtout prononcées le soir, et pendant la nuit.

Ces troubles qui commençaient à la fin d'août devaient durer jusqu'au commencement de novembre.

J'essayai inutilement le massage, l'électricité continue et interrompue. Ce traitement fut bientôt abandonné, car il paraissait plutôt augmenter ces sensations douloureuses.

5 *novembre*. — Je rentre de la campagne à Paris.

Les troubles nerveux avaient presque entièrement disparu. — Mais j'avais toujours ces troubles vaso-moteurs, la coloration violacée des jambes dès que j'étais debout.

L'expectoration purulente qui avait cessé vers la fin de septembre, avait repris vers le 5 octobre comme si l'abcès s'était rouvert.

L'amaigrissement était toujours considérable, quant aux forces elles étaient un peu plus grandes, mais si je marchais, je ne pouvais marcher que comme un vieillard, qui traîne ses pieds. Il m'était impossible de monter un escalier, et pour monter dans un wagon je ne pouvais y arriver qu'avec beaucoup d'aide.

Du côté du poumon la percussion donnait toujours un son mat dans la région sous-axillaire, la zone sous-épineuse, et dans la presque totalité du lobe inférieur, sauf en bas. Dans cette région on entendait la respiration ; dans la partie mate, on n'entendait aucun bruit respiratoire.

15 *novembre*. — C'est dans ces conditions que je partis à Cannes, où le Dr Daremberg, qui me vit à ce moment, eut un mot que je rappelle ici, car il montre bien où en était le poumon, sept mois après le début de ma pneumonie. En constatant cette matité absolue, cette absence de bruit respiratoire, il me dit que si on ne connaissait pas mon histoire, on aurait pu penser à un kyste hydatique.

1er *janvier*. — Depuis le 15 décembre un mieux notable s'est rapidement accentué.

L'expectoration purulente a cessé. Je peux faire des promenades assez longues à pied, sans être trop essoufflé dans les montées.

Toutes les semaines je me pèse, et à l'heure actuelle je pèse 70 kilogs. Avant ma maladie mon poids était de 80. L'appétit est d'ailleurs excellent.

Le Dr Daremberg qui m'ausculte me dit qu'on entend presque partout la respiration, sauf sous l'aisselle où il y a encore un peu de matité.

Mais la preuve que mon poumon respire m'est donnée par la disparition de l'atropie du côté thoracique droit, atrophie très marquée quand je suis arrivée à Cannes, et qui aurait pu à ce moment faire penser à une ancienne pleurésie, n'étaient les affirmations répétées du Dr Marchiafava, au début de ma maladie. D'ailleurs une rétraction de cette importance liée à une pleurésie n'aurait pas disparu, je crois, aussi vite, au fur et à mesure que le poumon se remettait à fonctionner.

15 *mars*. Je quitte Cannes complètement guéri, et en état de reprendre mes occupations.

Telle est cette observation qui me paraît très instructive à cause de toutes les complications rares qui sont survenues dans le cours de cette pneumonie. Elle pourra permettre à mes confrères en présence de pareils accidents de convalescence, de porter un pronostic favorable, et en pensant à moi de remonter le moral de leurs malades.

Clermont (Oise). — Imprimerie Daix frères, 3, place Saint-André.

www.ingramcontent.com/pod-product-compliance
Ingram Content Group UK Ltd.
Pitfield, Milton Keynes, MK11 3LW, UK
UKHW020540230726
13925UKWH00006B/2399